RAPPORT

A

L'ACADÉMIE DE MÉDECINE

Sur l'épidémie du Choléra, qui a régné,
depuis le 20 juillet jusqu'au 15 octobre 1854, dans les
communes de Dôle, Authume, Jouhe, Rochefort, Châtenois,
Amange, arrondissement de Dôle, et Pont-du-Navoy,
Monnet-la-Ville, Montigny, Le Pasquier, Ney,
arrondissement de Poligny.

Par M. le Dr Billot,

MÉDECIN DES ÉPIDÉMIES DE L'ARRONDISSEMENT DE POLIGNY (JURA).

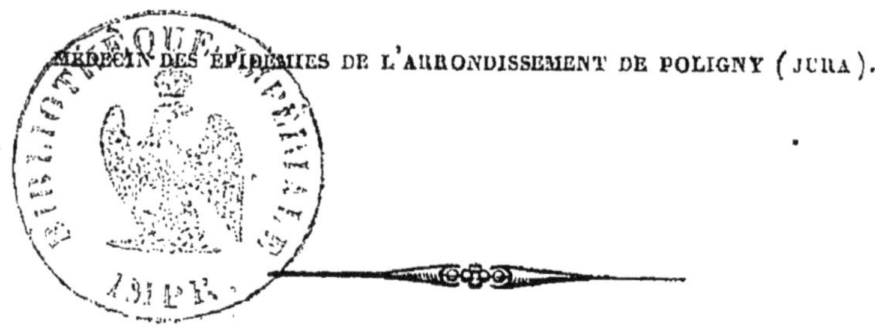

POLIGNY,

IMPRIMERIE DE MARESCHAL.

—

1854.

AVERTISSEMENT.

Ce mémoire sur le choléra n'est que la copie textuelle d'un rapport à l'Académie de médecine fait par l'auteur comme médecin des épidémies. S'il a jugé à propos de le livrer à l'impression, ce n'est que dans le seul but d'être utile à une époque où le choléra tend à s'endémiser en France, et parce qu'il croit que le devoir de tout médecin qui a été à même d'étudier cette maladie encore enveloppée de tant de mystères, l'oblige à propager le fruit de ses observations.

Si le lecteur rencontre quelques répétitions, quelques noms de villages, de rues, qui l'inté-ressent peu, cela tient à la forme exigée par les instructions de l'Académie de Médecine pour ces sortes de rapports.

RAPPORT

A L'ACADÉMIE DE MÉDECINE

SUR L'ÉPIDÉMIE DU CHOLÉRA

DANS LE JURA.

Le 6 août 1854, sur l'invitation de M. le Préfet du Jura, nous nous sommes transporté à Dôle pour venir en aide à nos confrères, et donner, concurremment avec eux, nos soins aux cholériques.

Une première division du service nous fut d'abord assignée par l'autorité administrative de la ville, et comprenait les rues suivantes : rue du Gouvernement, place et rue de la Sous-Préfecture, rue Nicqueney, rue des Ursulines, rue du Collége, rue de la Vieille-Boucherie, Grande rue, rue de la Croix, rue Besançon, rue des Chevannes, rue du Repos et les Commards. Mais cette division ne put être maintenue; car bientôt le défaut de médecins se faisant sentir, nous eûmes, pendant plusieurs jours, non seulement cette partie de la ville à visiter, mais il nous fallut encore nous transporter indistinctement dans tous les quartiers.

Nous sommes arrivé au moment de la plus grande intensité de l'épidémie; on a effectivement constaté ce jour là 53 décès, chiffre énorme, quand on remarque que la population était réduite à peu près à ses deux tiers, environ 6000 habitants, par l'émigration successive de la classe aisée.

Nous n'essaierons pas de peindre la tristesse de cette ville consternée : ses magasins, ses fenêtres étaient fermés; ses rues désertes, autrefois si fréquentées, n'étaient parcourues que par les convois funèbres, quelques rares voyageurs, ou les personnes à la recherche de médecins. De grands feux de bois résineux, allumés sur divers points, projetaient le soir, sur ses maisons en deuil, leurs lueurs sinistres et vacillantes; tout en un mot offrait l'aspect de la désolation.

Topographie.

La ville de Dôle, située à peu près sur la 47ᵉ parallèle, et à 205 mètres au-dessus du niveau de la mer, est bâtie sur un terrain très-accidenté, sur les bords du Doubs, grande rivière qui la baigne dans toute son étendue de N. au S.

Les maisons, toutes en pierre de taille, sont élevées et recouvertes de tuiles. Elles ont, en général, une assez belle apparence; mais l'intérieur en est malsain, peu éclairé, froid et humide. Les rues sont, à part quelques rares exceptions, étroites et tortueuses. En un mot, cette ville importante du Jura, si agréable par la beauté de son site, est d'un aspect trompeur pour le voyageur qui ne fait que la traverser; mais, pour le médecin qui la voit dans tous ses détails, elle laisse beaucoup à désirer sous le rapport de la salubrité des logements et de l'hygiène publique.

Météorologie.

La fin de juillet et le mois d'août ont été marqués par une chaleur excessive. Quelques rares variations de température ont cependant eu lieu à la suite d'orages électriques auxquels succédait une pluie abondante, mais de courte durée. Le vent du sud a presque toujours dominé pendant tout le temps de l'épidémie. A l'approche des orages, l'air était quelquefois tellement raréfié, que l'on se trouvait lourd et accablé par le défaut de la pression habituelle de l'atmosphère.

Invasion de la maladie, sa marche et sa durée.

Le choléra sévissait au mois de juillet dans le département de la Haute-Saône, notamment à Gray, puis, descendant la Saône, s'est arrêté à Auxonne et a irradié, à l'est, sur la commune de Champvans, village situé à cinq kilomètres de Dôle, dont il est séparé par la montagne de Mont-Roland qui limite la vallée de la Saône et celle du Doubs.

Le choléra a donc débuté dans le Jura par la commune de Champvans, et, quelques jours après, du vingt au vingt-cinq juillet, il a éclaté à Dôle. Des rapports plus précis des médecins de cette ville feront sans doute connaître les diverses rues où cette maladie a fait primitivement invasion, et quelles classes d'individus elle a frappées tout d'abord. Pour notre compte, nous avons remarqué, dès notre arrivée, qu'elle sévissait avec intensité, et presque exclusivement, sur la classe pauvre et la classe ouvrière habitant les carrefours, les rues étroites, les logements les plus malsains, c'est-à-dire mal aérés, humides, privés de soleil et de lumière, et surtout sur les personnes épuisées par les privations et les excès de toutes sortes. Une rue, celle des Chevannes, appelée aussi rue de la Tannerie, dont les habitants se croyaient à l'abri du fléau par la confiance qu'ils avaient dans le tannin comme moyen préservatif, est une de celles qui a été le plus cruellement frappée ; car, nous avons vu un moment où chaque maison renfermait plusieurs malades. Il en était à peu près de même de la rue du Repos et des Commards, où les ouvriers du chemin de fer en cours d'exécution logeaient entassés dans de petites chambres contenant jusqu'à cinq ou six lits.

Une observation assez digne de remarque, c'est que le faubourg de la Bedugue, situé sur la rive gauche du Doubs, a été complètement épargné, et n'a offert, pendant toute la durée de l'épidémie, que quelques cas de suettes miliaires d'un caractère tout-à-fait bénin.

C'est donc du 20 au 25 juillet que le choléra a pris naissance à Dôle, et c'est du 4 au 12 août qu'il a atteint son plus haut période. A partir de cette époque il a diminué brusquement, de telle sorte que le 20 du même mois, il n'y avait plus que rarement de nouveaux cas.

Disons aussi en passant que cette maladie faisait rarement invasion dans une famille sans en atteindre presque aussitôt tous les membres.

Dès le 15 août, le choléra décroissait à Dôle, mais il envahissait avec violence les communes populeuses d'Authume, de Jouhe, de Roche-

fort, de Châtenois, d'Amange et d'Orchamps,
en amont du Doubs, ainsi que celles de Tavaux
et de St-Aubin situées en aval de cette rivière.

Causes et origine du choléra dans la partie basse et sur le premier plateau du Jura.

Antérieurement déjà, mais surtout depuis
1832, un grand nombre d'auteurs ont écrit sur
le choléra et ont essayé d'en expliquer les causes
d'une manière plus ou moins spécieuses. Après
avoir étudié consciencieusement toutes les hypothèses qui ont été émises, et les avoir passées
au creuset de l'observation et à la sanction de
l'expérience, en admettant même la contagion
qui ne serait qu'une cause de propagation, et
non une cause directe, nous dirons avec M.
Jolly, membre de l'académie de médecine :
« Nous n'avons pas la prétention de soulever le
« mystérieux voile qui nous cache la cause intime
« et directe du choléra, pas plus celle du choléra
« que celle de toute autre épidémie; et, nous
« l'avouerons tout d'abord, pour nous, le secret
« étiologique du choléra est aussi le secret de
« toutes les épidémies observées jusqu'à ce jour.
« C'est aussi le mystère des causes universelles
« qu'il faut peut-être savoir abandonner aux lu-

« mières du temps ou à l'impatience des spécu-
« lateurs avides de théories et d'hypothèses. »
(Mémoire sur la propriété épidémique du choléra,
lu à l'académie de médecine par M. le docteur Jolly,
1853).

Ainsi, nous nous contenterons donc d'observer attentivement les pérégrinations de ce génie néfaste promenant ses tristes fantaisies sur les populations, envahissant de préférence les vallées humides sillonnées par des cours d'eau, comme s'il avait besoin, dans ses courses rapides, d'étancher sa soif, ou de se rafraîchir dans nos bassins, afin de reprendre son vol plus hardi pour aller exercer ses ravages dans d'autres contrées. Comment, en effet, expliquer d'une manière satisfaisante l'apparition brusque du choléra à Pont-du-Navoy et aux environs de Champagnole, entre le 1er et le 2e plateau du Jura, s'élançant d'un bond de Dôle, et venant se reposer à 12 lieues de distance, en épargnant les pays intermédiaires qui semblaient cependant lui offrir tous les élémens qu'il recherche avec prédilection, telles que les plaines humides, marécageuses de la Bresse, et les chaumières de ses malheureux habitans étiolés, affaiblis par la fièvre perpétuelle et la misère prolongée.

Néanmoins, à côté de cette cause essentielle que nous ne connaissons pas, il faut placer une série de causes prédisposantes que nous avons pu apprécier, et dont l'éloignement exerce la plus heureuse influence, soit comme moyen prophylactique, soit comme moyen curatif du choléra.

L'action de l'air froid et humide, surtout pendant la nuit, les transitions de température, l'habitation dans les lieux bas et humides, l'entassement des individus, les travaux excessifs, la fatigue, les veilles, les affections tristes de l'âme, la crainte, la frayeur, suites d'une préoccupation trop vive de l'épidémie, toutes les passions débilitantes, l'abus des aliments sous le double rapport de la qualité et de la quantité, les excès de boissons spiritueuses, les indigestions, sont autant de causes prédisposantes au développement de cette maladie. Ajoutons que les conseils hygiéniques incendiaires qui ont été recommandés et généralement accueillis et suivis, tels que préparations camphrées, usage de thé, de camomille, de rhum, de café, et nourriture stimulante de toute espèce ont eu pour résultats de provoquer, pendant l'épidémie, des dérangements des viscères intestinaux qui ne tardaient pas à prendre tous les caractères de la forme cholérique.

Signes prodromiques du choléra.

Dans toutes les localités du Jura où nous avons été appelé, nous n'avons remarqué que très-peu de cas de choléra foudroyant; il y a plus, nous pourrions presque affirmer qu'il n'y en a pas eu dans l'acception du mot. Car, en interrogeant les malades avec soin, persévérance et ténacité, on obtenait d'eux, ou de ceux qui les entouraient, l'aveu qu'ils étaient indisposés, qu'ils avaient depuis plusieurs jours des dérangements intestinaux; mais, nous le reconnaissons, et nous ne pouvons en expliquer le motif, c'est avec la plus grande peine que nous pouvions découvrir la vérité.

La grande majorité des populations a en général ressenti, à divers degrés, l'influence épidémique : lassitude de tous les membres, insomnie, pesanteur de tête, alourdissement de l'esprit, inappétence, constipation, borborygmes, constrictions de l'épigastre, urines rares et décolorées. Les personnes ainsi atteintes vaquaient encore à leurs occupations habituelles, quoiqu'ayant le plus souvent déjà la diarrhée prémonitoire, et n'appelaient du secours que lorsque les vomissements et les crampes les forçaient à garder le lit, ou tout au moins la chambre.

Description générale de la maladie.

Pour l'intelligence, on a divisé généralement cette maladie en trois périodes. La 1re période,

que l'on a appelée période d'invasion ; la 2me période, appelée période algide, et la 3me, appelée
période aestueuse ou de réaction.

1re Période.

La première période s'annonce par un malaise
général : abattement des forces physiques et mo-
rales, insomnie, anxiété épigastrique, nausées,
borborygmes, sécheresse pâteuse de la bouche,
urines rares et épaisses, déjections alvines, fréquentes *sans douleur* et affectant diverses nuances,
mais le plus souvent (et c'est un cachet particulier au vrai choléra) blanchâtres, ressemblant,
tantôt à la décoction de riz tantôt à l'eau albu-
mineuse. Cependant à Dôle et dans tout le Jura,
les selles étaient plus chargées de l'élément colo-
rant de la bile, et semblaient être le résultat d'un
mélange de décoction de riz et de maïs. Ces déjections étaient chassées hors des intestins avec force, et comme lancées par le jet d'une seringue,
à la grande satisfaction des malades qui en éprou-
vaient du soulagement.

Cette forme insidieuse de la maladie, désignée
dans le monde sous le nom de cholérine, et dont
on se préoccupe malheureusement trop peu, ne
constitue pas autre chose que le premier degré
du choléra.

Ces premiers accidens ont lieu ordinairement pendant plusieurs jours; mais quelquefois ils ne précèdent que de quelques heures des accidens beaucoup plus graves.

2me Période.

Après les déjections alvines plus ou moins nombreuses, les vomissements apparaissent : les matières rejetées sont alors vertes jaunâtres, puis de forme aqueuse, tenant en suspension des substances qui offrent l'aspect d'herbes crues hachées; des crampes incessantes se manifestent en même temps à diverses régions du corps, plus particulièrement aux extrémités inférieures. A cet état l'algidité ne se fait pas longtemps attendre : la périphérie du corps se refroidit en commençant par les extrémités; la langue pâle et nacrée se refroidit aussi; les ongles bleuissent, les mains glacées se recouvrent d'un enduit visqueux, semblable à celui d'un cadavre passé à l'état gras, cyanose, surtout des orbites et des extrémités; cadavérisation rapide de la face; les yeux caves, sont affaissés sur eux-mêmes, et entourés d'un cercle bleuâtre plus livide que le reste du corps; le nez est effilé, et la voix prend un timbre particulier que nous appellerons *voix cholérique,* attendu que dans aucun autre cas elle n'a son analogue; une grande oppression et une diminution notable du cœur surviennent avec absence souvent complète du pouls; la peau reste plissée quand on la soulève en la pinçant; les urines sont entièrement suspendues, et les déjections alvines incessantes.

Nous avons vu quelquefois cependant que l'état cyanosique faisait disparaître la diarrhée et les vomissements, puis, ces accidents apparaître de nouveau lorsque l'on pouvait, à force de soins, obtenir la période de réaction.

3me Période ou période aestueuse.

Chez quelques malades malheureusement rares, les symptômes effrayants de la période algide s'amoindrissaient successivement : le pouls commençait à se relever et acquérait une certaine fréquence; la peau se réchauffait, et une douce moiteur se développait à la surface; une transpiration forte, des sueurs abondantes, liquides, vaporeuses, survenaient bientôt, et les traits de la face reprenaient leur état normal; la voix surtout était moins cassée, et au bout de vingt-quatre à quarante-huit heures, les malades entraient en convalescence.

Parfois, la période aestueuse ne marchait pas comme nous venons de l'indiquer; elle était traversée par des accidents de réaction qui avaient lieu du côté du cerveau et produisaient l'ataxie: la langue devenait aride, desséchée, brune, papilleuse; les yeux étaient injectés et brillants; on apercevait un commencement de fuliginosité sur les dents; les urines restaient supprimées; une douleur profonde à l'épigastre persistait; le collapsus s'établissait; le malade tombait dans un état comateux, et le délire survenait. Il n'était pas rare de voir cette période se terminer par une fièvre typhoïde ou cérébrale, ou par une gastro-entérite.

Traitement.

Dès l'apparition du choléra en France, en 1832, il nous fut donné de l'observer. Déjà à Paris, dans le quartier Saint-Martin-des-Champs, nous eûmes l'honneur de partager pendant un mois le dévouement et les fatigues de MM. Roche, Jolly, Prost (ce dernier succomba victime de son zèle, atteint par l'épidémie). Ainsi nous fûmes à même, dès le début de cette cruelle maladie, d'essayer et de comparer les divers traitements qui furent tour à tour prônés, préconisés et rejetés, dans ce moment où la science elle-même ne procédait que par incertitudes et tâtonnements. Mais comme nous n'apportions dans la question que l'ardeur du vrai et le vif désir du soulagement du malade, sans aucune arrière pensée systématique, après beaucoup d'observations consciencieuses, et secondé par les hommes éminents avec lesquels nous nous trouvions, nous ne tardâmes pas à adopter un traitement qui nous paraît être encore aujourd'hui le plus rationnel; car, non seulement nous l'avons employé à Paris pendant l'épidémie, mais dans la Marne où nous fûmes envoyé en mission, et notamment dans l'arrondissement de Vitry-le-Français où nous sommes resté cinq semaines; nous en avons fait usage constamment, et l'efficacité nous en a été de plus en plus confirmée. Dans l'épidémie cholérique de cette année, que nous observions pour la première fois à Dôle, ignorant si, dans des localités différentes, le climat et la constitution médicale n'apportaient pas quelques modifications dans la nature et l'essence de la maladie, et ne demandaient pas un autre mode de traitement, nous avons dû procéder avec réserve; mais bientôt nous avons acquis la conviction que celui que nous avions adopté à Paris et en Champagne n'avait pas moins de valeur dans le Jura. Cette conviction fut partagée par plusieurs de nos confrères qui ne tardèrent pas à le mettre en pratique.

Traitement de la 1re période.

D'après les diverses périodes que cette maladie parcourt ordinairement, un traitement particulier s'adresse à chacune d'elles.

Nous ne nous arrêterons pas ici aux moyens généraux de précaution qu'il est utile et même nécessaire de suivre pendant l'influence épidémique; il en sera question à l'article prophylaxie.

Nous passerons de suite aux moyens à employer pour combattre les premiers accidents cholériques. Ainsi, nous avons heureusement fait usage, dans les cas de diarrhée riziforme abondante, de lavements glacés à très-petite dose, et répétés chaque fois que le malade le rejetait. Si les selles n'étaient pas accompagnées de douleurs intestinales, elles ne nécessitaient pas l'application de sangsues à l'anus, ni l'emploi de laudanum dans ces mêmes lavements glacés qui suffisaient seuls avec la chaleur du lit et l'abstinence complète de toute alimentation. Quand le ventre était douloureux, qu'il y avait dégagement de gaz intestinaux, gonflement à la région épigastrique, que les selles étaient brunes jaunâtres, affectant la forme dyssenterique, dans ces cas particuliers, et c'étaient les moins dangereux, une application de 10 à 12 sangsues pour un adulte, et un quart de lavement glacé dans lequel on ajoutait 10 gouttes de laudanum, rétablissaient les malades dans quelques heures.

Traitement de la 2me période.

Appelé près d'un malade qui se trouvait dans la transition du 1er au 2me degré, c'est-à-dire lorsque les selles fréquentes étaient escortées de vomissements, d'étouffements et de soif ardente avec violentes pulsations artérielles du tronc cœliaque, nous n'avons jamais hésité de faire appliquer une douzaine de sangsues à la région épigastrique, de prescrire des quarts de lavements glacés et laudanisés à chaque selle, et l'emploi de la glace en succion. A défaut de glace, de l'eau, la plus froide possible, administrée par cuiller à bouche seulement, ce précepte ne souffrant pas qu'on puisse dépasser la dose; car, chaque fois que l'on satisfaisait l'exigence des malades, qui aspiraient à boire à longs traits, les vomissements revenaient avec plus de violence. Lorsqu'ils se ralentissaient, que la tolérance sédative avait lieu par l'emploi du froid, nous avions recours à l'opium administré avec réserve. Si, contrairement à nos prévisions, les vomissements réapparaissaient un jour après, soit que la maladie fût plus tenace que nous n'avions lieu de le supposer, soit par un écart de nos prescriptions, soit enfin par des causes qu'il n'est pas toujours permis de juger avec certitude, nous revenions à une seconde application de sangsues et à la continuation des boissons glacées.

Combien de personnes de Dôle et d'ailleurs pourraient aujourd'hui attester l'avantage qu'elles ont éprouvé de ce mode de traitement.

Traitement de la période algide.

A Dôle comme dans les campagnes on n'avait le plus souvent recours aux médecins que lorsque les malades passaient à la période algide; c'est par cet unique motif que cette ville a été plus que décimée. Personne n'ignore qu'à cette période les cas de guérison sont rares et forment l'exception. Que l'on nous permette d'exposer en deux mots la théorie qui nous paraît vraie pour expliquer la cyanose.

Nous pensons qu'elle est le résultat des déperditions abondantes des liquides intestinaux et de la lymphe. Le sang dépouillé de sa partie liquide se trouve forcé, dans les tissus, à une stagnation qui se fait remarquer tout d'abord aux extrémités et à la périphérie du corps où la circulation est moins active; cette stagnation envahit

peu à peu les gros vaisseaux pour gagner ensuite le cœur et en arrêter les mouvements.

C'est en vertu de ce principe, non encore émis,
que quelques médecins, en 1832, ont essayé,
par analogie de ce qui se passe en chimie, d'obtenir la liquéfaction du sang par l'emploi, dans
ces cas désespérés, des alcalis de toute espèce,
des liquides ammoniacaux, et des sels de strich-
nine. Pour nous, nous persistons à ordonner la
glace comme un moyen plus sûr de refluer le
chalorique, tout en arrêtant les déperditions de
liquides; pour en seconder l'effet, nous faisons
placer le malade dans un bain doux que l'on
peut réitérer plusieurs fois. Si, dans les campagnes, il n'est pas possible de faire usage du bain,
on peut avoir recours aux cruchons d'eau chau-
de, aux couvertures de laine dans lesquelles on
enroule le malade, ou enfin aux caléfacteurs;
mais ces sortes d'appareils sont presque tous d'u-
ne application difficile, et atteignent rarement le
but qu'on se propose. On pourra tirer aussi un
trés-grand profit des massages long-temps conti-
nués qui soulagent le malade à l'endroit de ses
crampes, le réchauffent, produisent la transpiration, et, par suite, la liquéfaction du sang à
la périphérie. Nous les avons vus employer, sinon
toujours avec succès, mais souvent avec avantage. Ces massages doivent être exécutés avec la
main trempée, soit dans l'essence de thérében-

tine, soit dans l'alcool camphré, soit dans l'alcool simple. Cette manœuvre devant s'exercer long-temps et sans relâche, il est indispensable d'alter-ner avec la main enduite de temps à autre d'un corps gras pour éviter les excoriations de la peau qui demandent quelquefois beaucoup de temps à se guérir, quand il n'en résulte pas de plus graves inconvénients.

Lorsqu'on est parvenu, par ces divers agens extérieurs, à obtenir la réaction si désirable, on recouvre le malade que l'on tient le plus chaude-ment possible, et on le livre à la sudation qui ne manque pas d'apparaître abondamment. C'est à ce moment que l'on peut, sans inconvénient, ad-ministrer quelques toniques diffusibles, tels que thé au rhum, vin de Malaga, ou quelques po-tions éthérées, même l'esprit de camphre.

Traitement de la période aestueuse.

Si la réaction est modérée et suffisante, si les symptômes cholériques s'amoindrissent succes-sivement, il faut rester spectateur et attendre patiemment. Cependant nous avons eu souvent à lutter contre les accidents d'une réaction exa-gérée : les malades étaient alors menacés de con-gestion cérébrale ou de fièvre typhoïde. Nous avons, dans ce cas, conseillé de tenir les malades

au milieu d'une température peu élevée, et de
leur faire respirer un air fréquemment renou-
velé. Nous avons aussi eu recours aux émissions
sanguines locales, aux dérivatifs, aux réfrigérants
long-temps prolongés sur la tête.

Prophylaxie.

Ce que nous avons dit à l'article causes nous
oblige de rester dans la plus stricte réserve au
sujet des préservatifs; nous en sommes donc ré-
duit à combattre les causes générales qui prédis-
posent à la maladie ou qui en décident le développement.

Voici, à cette occasion, ce que nous avous cru
devoir écrire à Monsieur le Préfet du Jura à la
date du 1ᵉʳ septembre 1854 :

« Les écrits publiés jusqu'à ce jour au sujet
« de l'hygiène à suivre pendant l'épidémie cholé-
« rique ont été sagement conçus, tant qu'ils
« ont traité des moyens de propreté, d'assainis-
« sement, de ventilation des lieux habités etc.,
« etc.

« Mais j'ai été frappé, relativement à la nutriti-
« on, de voir les mêmes préceptes s'adresser indis-
« tinctement à toutes les classes de la société.
« Cette faute grave a été commise déjà en 1832,
« en 1849, et continuée en 1854. Il est facile ce-

« pendant d'apprécier que l'hygiène du riche ne
« peut être applicable à celle du pauvre et *vice
« versa*. A ceux-ci je leur dirai de se nourrir avec
« des viandes réparatrices et de boire du vin géné-
« reux ; aux autres de faire usage de viandes blan-
« ches, de jardinage et de vin coupé d'eau. Ce
« qui n'a pas moins lieu de m'étonner, c'est la
« recommandation que l'on a faite à tout le mon-
« de, sans exception, de se stimuler surabon-
« damment avec des liqueurs fortes, du café, du
« thé, des infusions échauffantes et stimulantes
« de toute espèce. Ces préceptes sont dangereux
« aux personnes qui, vivant dans l'aisance, font
« usage habituellement de nourritures trop sti-
« mulantes ; ils sont nuisibles aux indigents débi-
« lités depuis long-temps par les privations ou
« par une nourriture trop peu substantielle. Au
« moyen de ces échauffants brusquement admi-
« nistrés, ne se produit-il pas chez eux ce qu'il
« arrive à un homme refroidi par la congélation
« quand on l'approche de trop près d'un foyer
» de chaleur ? »

Nous ne craindrons donc pas de redire, combien il importe de s'abstenir de liqueurs spiritueuses, d'éviter les indigestions, mêmes les diges-
tions pénibles. Il convient, pour une bonne
nourriture, de combiner, dans de justes propor-
tions, les substances animales avec les substances
végétales, et cela, en raison de l'habitude, des

localités et de la tolérance individuelle.

Nous croyons devoir nous élever fortement contre les prétendus moyens préservatifs dont le moindre inconvénient a été leur nullité d'action ; ils ne sont qu'une dîme prélevée sur la crédulité publique qui s'en sert comme d'un talisman, et néglige les précautions dictées par une hygiène bien entendue.

Nous ne nous élèverons pas moins contre les remèdes prétendus curatifs qui n'ont souvent pour but, malheureusement, que de populariser tel ou tel nom, et sont loin d'avoir toutes les propriétés qu'on leur suppose.

Des préservatifs contre le choléra, la science n'en reconnaît pas ; des spécifiques, elle en connaît encore moins. En face de ce fléau dont la médecine ne soupçonne pas même les causes, il n'y a pas lieu de se jeter dans les hypothèses, et l'homme de l'art consciencieux n'a qu'une seule chose à faire : étudier les différents caractères de la maladie, et adopter ensuite la médication qu'une longue et judicieuse pratique indique comme la meilleure.